SOCIÉTÉ D'ANTHROPOLOGIE DE LYON

— Séance du 6 Février 1886 —

LA DOLICHOCÉPHALIE ANORMALE

PAR SYNOSTOSE PRÉMATURÉE DE LA SUTURE SAGITTALE ET SES RAPPORTS AVEC LA SCAPHOCÉPHALIE

PAR

MM. L. MANOUVRIER ET E. CHANTRE

LYON

IMPRIMERIE PITRAT AINÉ

4, RUE GENTIL, 4

1886

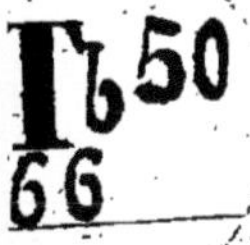

SOCIÉTÉ D'ANTHROPOLOGIE DE LYON

— Séance du 6 Février 1886 —

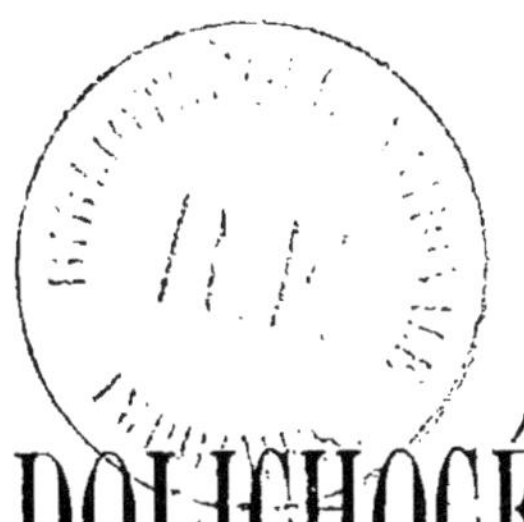

LA DOLICHOCÉPHALIE ANORMALE

PAR SYNOSTOSE PRÉMATURÉE DE LA SUTURE SAGITTALE ET SES RAPPORTS AVEC LA SCAPHOCÉPHALIE

PAR

MM. L. MANOUVRIER ET E. CHANTRE

LYON
IMPRIMERIE PITRAT AINÉ
4, RUE GENTIL, 4
1886

LA

DOLICHOCÉPHALIE ANORMALE

PAR SYNOSTOSE PRÉMATURÉE DE LA SUTURE SAGITTALE

ET

SES RAPPORTS AVEC LA SCAPHOCÉPHALIE

Dans son tableau des variétés de déformations crâniennes par synostose, le professeur Virchow (1856) a signalé de simples dolichocéphales par synostose de la suture sagittale. La présente note a pour but l'étude de cette dolichocéphalie anormale et d'un certain nombre de crânes qui la présentent. Elle est destinée à contribuer à l'histoire générale des déformations crâniennes pathologiques, plus particulièrement à l'histoire de la scaphocéphalie, et plus particulièrement encore à l'histoire de cette variété de déformations qui ne se traduisent par aucun caractère étrange sous la forme générale du crâne, mais qui n'en sont pas moins des déformations, car on doit appeler ainsi toute forme crânienne *déviée* pathologiquement, quelle que soit sa régularité apparente et sa ressemblance avec des formes parfaitement normales.

Cette variété de déformations seulement reconnaissables par déduction, semblerait avoir été méconnue d'après ce passage de M. Topinard[1] : « Le nombre des synostoses prématurées *sans déformation* sont plus fréquentes dans les musées que celui des synostoses avec déformation, bien que celles-ci, attirant l'attention, se recueillent de préférence. » Nous pensons au contraire que presque toutes, sinon toutes les synostoses *vraiment prématurées*, s'accompagnent d'une déformation quelconque à moins que la mort ou l'achèvement de la croissance cérébrale ne suive de très près la synostose.

On sait que la synostose prématurée d'une suture est un obstacle à l'accroissement du crâne dans le sens perpendiculaire à cette suture (Virchow). C'est ainsi que la synostose prématurée de la sagittale produit un arrêt de développement des diamètres transverses et que la synostose coronale prématurée arrête l'accroissement du crâne dans le sens antéro-postérieur. Ces faits sont bien indiqués par deux variétés de déformation crânienne, la *scaphocéphalie* et l'*acrocéphalie*

L'étude de ces deux formes pathologiques montre aussi que la synostose prématurée des sutures coronale et sagittale n'est pas un obstacle à l'accroissement du crâne dans la direction de ces sutures. En effet, l'acrocéphalie est caractérisée par un excès de hauteur en même temps que par la brièveté du diamètre antéro-postérieur ; et dans la scaphocéphalie, l'accroissement exagéré du diamètre antéro-postérieur semble faire compensation à l'arrêt du développement du diamètre transversal. Il s'agit bien d'une compensation analogue à celle qui se produit dans les crânes déformés artificiellement. La compression du crâne à sa partie frontale (déformation toulousaine) est suivie de l'allongement de la partie occipitale, de sorte que l'encéphale se fait en arrière la place qui lui est refusée en avant. Dans la scaphocéphalie, l'encéphale se fait place en avant et en arrière ; il acquiert au prix d'une altération morphologique l'intégrité de son développement quantitatif, ce qui, soit dit en passant, ne justifie guère le singulier mépris de

[1] *Élém. d'anthropologie générale*, p. 730.

certains auteurs pour la quantité cérébrale. Plus la synostose crânienne est précoce, plus le terme du complet développement encéphalique est éloigné au moment où se produit cette synostose, et plus la déformation sera accentuée. C'est ainsi que, dans la collection de crânes scaphocéphales du musée Broca, l'on peut suivre les progrès de cette altération morphologique compensatrice depuis l'enfance jusqu'à l'âge adulte.

Chez les jeunes sujets, morts peu de temps après la synostose de la suture sagittale, la déformation est encore peu accentuée. Le diamètre antéro-postérieur ne s'est pas encore tellement accru relativement au diamètre transverse, les renflements frontal et occipital ne sont pas encore tellement accentués qu'on ne puisse prendre de jeunes crânes scaphocéphales pour des dolichocéphales normaux, si l'on ne faisait attention à la synostose sagittale. Et, par le fait, ces crânes ne sont point réellement scaphocéphales ; ils étaient seulement destinés à le devenir si le cerveau eût eu le temps d'acquérir son développement complet. Ils ne sont point scaphocéphales morphologiquement, mais ils le sont spécifiquement, c'est-à-dire qu'ils appartiennent à un groupe pathologique dont ils peuvent recevoir le nom bien qu'ils n'aient pas eu le temps de réaliser la forme d'après laquelle ce groupe a été nommé. On conçoit même que, dans une race brachycéphale, un jeune enfant mort très peu de temps après la synostose de sa suture sagittale ne présente pas un indice céphalique notablement inférieur à la moyenne, bien que son crâne fût destiné à devenir dolichocéphale par scaphocéphalie en vertu de sa synostose prématurée.

Le cas qui vient d'être examiné n'est pas le seul où la dolichocéphalie doit être considérée comme anormale et produite par la synostose de la suture sagittale ; il y a un autre cas sur lequel nous voulons attirer plus spécialement l'attention.

Si la synostose sagittale, au lieu de se produire dès l'enfance se produit pendant l'adolescence, c'est-à-dire à un âge assez rapproché de celui où l'encéphale atteint son volume à peu près définitif, le crâne cessera, nous le savons, de croître dans le sens transversal, mais le diamètre transversal aura acquis déjà une dimension suffisante pour qu'il puisse être considéré comme normal. Dans ce cas, la scaphocéphalie ne saurait résulter de la synostose prématurée, car, nous l'avons vu, cette déformation ne peut être complètement réalisée que par suite d'un développement considérable de l'encéphale, en avant et en arrière, postérieurement à la synostose. Il est certain qu'un sujet dont la suture sagittale se fermerait vers l'âge de quinze ou seize ans ou, pour ne rien préjuger, trois ou quatre ans avant que son cerveau ait atteint son poids adulte, il est certain qu'un tel sujet n'aurait pas le temps de devenir scaphocéphale, pas plus que l'enfant que la mort a frappé peu de temps après la soudure prématurée de sa suture sagittale. Mais si l'encéphale du sujet en question continuait à s'accroître notablement, comme cet accroissement ne saurait plus se faire que dans le sens antéro-postérieur, il pourrait en résulter une subscaphocéphalie, et si l'accroissement encéphalique était moins considérable, il pourrait en résulter simplement un allongement du front et de l'occiput sans déformation apparente, c'est-à-dire une dolichocéphalie anormale.

Tel est le cas que nous croyons avoir rencontré en examinant l'importante collection de crânes du Muséum d'histoire naturelle de Lyon [1].

Le crâne dont il s'agit porte les indications suivantes : *N° 391. A. N..., trente et un ans, né à Magnieu (Ain), profession : cuisinier. Maladie : Tuberculose pulmonaire.* Malgré la jeunesse du sujet, confirmée par l'état des dents, la suture sagittale est effacée à un tel point qu'il est impossible

[1] Cette collection est particulièrement précieuse pour les craniologistes parce qu'elle comprend plusieurs centaines de crânes dont l'origine, le sexe, l'âge, sont connus ainsi que la profession, la dernière maladie et parfois l'observation médicale des sujets. Le Muséum de Lyon possède là un champ de recherches jusqu'à présent unique en France, mais dont l'agrandissement est encore nécessaire pour que certaines études d'un grand intérêt puissent y être faites avec profit. (L. M.)

d'en apercevoir la moindre trace; le tissu osseux, à sa place, est aussi uni qu'au niveau des bosses pariétales. La synostose est donc évidemment très ancienne. La suture coronale, au contraire est complètement libre et ses sinuosités se continuent jusqu'au bregma. Toutes les autres sutures sont également libres à l'exception de la lambdoïde sur laquelle on aperçoit en quelques points un commencement de soudure. Les trous pariétaux sont absents. Il y a de l'ostéoporose à la partie supérieure des os pariétaux ; elle est distribuée en deux bandes situées de chaque côté de la ligne médiane et séparées l'une de l'autre par la surface absolument unie et lisse qui occupe la place de la suture sagittale.

Diamètre antéro-postérieur maximum. .	190
— transverse maximum. . . .	138
Frontal minimum.	104
Indice céphalique.	72,63

La suture sagittale de ce crâne ayant complètement disparu à un âge où les sutures sont encore généralement libres, et cette synostose présentant absolument les mêmes caractères que celle des crânes franchement scaphocéphales, nous devons la considérer comme étant très ancienne, et nous sommes en droit de penser qu'elle a débuté à un âge auquel l'encéphale n'avait pas atteint son complet développement. Cet âge ne pouvait être l'enfance parce qu'alors le crâne serait devenu scaphocéphale, mais ce devait être un âge assez jeune pour que les progrès ultérieurs de l'accroissement encéphalique, ne pouvant plus se faire que dans le sens antéro-postérieur, aient pu entraîner la dolichocéphalie.

On peut objecter qu'il n'y a point de certitude absolue à l'égard de l'origine pathologique de cette dolichocéphalie. Il est vrai que le crâne en question ne présente pas une forme étrange et peut-être serait-il aisé de trouver une forme à peu près semblable dans une série de crânes dolichocéphales normaux.

Nous reconnaissons même volontiers que ce crâne présente un type très voisin de celui de Cro-Magnon et que nous n'aurions nullement songé, si la suture sagittale eût été ouverte ou avait subi seulement un commencement de soudure, ou même si une soudure avancée eût pu être considérée comme récente, nous n'aurions nullement songé à une dolichocéphalie anormale.

Mais la synostose sagittale est là ; elle est ancienne et, par conséquent prématurée. Nous savons par l'étude de la scaphocéphalie que cette synostose sagittale prématurée a entraîné l'arrêt de développement du crâne dans le sens transversal à un âge auquel notre sujet n'avait *probablement* pas atteint le terme de sa croissance cérébrale. Si ces raisons ne peuvent nous suffire, vu l'incertitude de la dernière, pour affirmer qu'il s'agit d'une dolichocéphalie anormale, tout au moins suffisent-elles pour que nous éliminions par prudence un tel crâne de toute série constituée en vue d'une étude ethnologique ou en vue de quelque autre étude nécessitant l'élimination préalable des cas anormaux. Il est rigoureusement possible que le crâne représenté ici soit un dolichocéphale normal, mais il est sujet à caution, car il se présente à nous avec une anomalie bien constatée capable de produire la dolichocéphalie anormale.

La comparaison de ce crâne avec une série de crânes de même provenance contribuera encore à nous édifier sur ce point. Nous avons trouvé dans la collection du Muséum de Lyon vingt-six autres crânes du département de l'Ain. Le tableau suivant montre que tous ces crânes diffèrent beaucoup par leur indice céphalique du numéro 391 dont nous venons de parler. Celui-ci se trouve isolé du reste de la série : c'est un dolichocéphale qui semble égaré en quelque sorte dans une population brachycéphale où la mésaticéphalie elle-même constitue une exception. Son indice céphalique = 72,63 alors que cet indice varie, dans la série normale, de 77,32, à 95,09, avec une moyenne de 83,89.

HOMMES			
NUMÉROS DES CRANES	DIAMÈTRES antéro-postérieur maximum	DIAMÈTRES transversal maximum	INDICE CÉPHALIQUE
237	175	155	88.57
359	190	148	77.89
72	180	140	77.77
103	180	148	82.22
28	170	140	82.35
24	185	153	82.70
219	178	148	83.14
30	174	143	82.18
55	168	131	77.97
274	175	145	95.95
133	185	156	84.32
309	181	140	77.34
211	160	148	92.50
332	172	133	77.32
240	182	155	85.16
189	178	145	81.46
167	170	145	85.29
Indice moyen des 17 cas masculins normaux..			82.42
391	190	138	72.63
Indice moyen modifié par la présence du cas anormal nº 391			81.77

FEMMES			
NUMÉRO DES CRANES	DIAMÈTRES antéro-postérieur maximum	DIAMÈTRES transversal maximum	INDICE CÉPHALIQUE
43	166	138	83.13
8	168	143	85.12
376	163	155	95.09
333	160	146	91.25
249	175	145	82.85
226	176	144	81.82
288	172	160	93.02
233	163	140	85.89
227	168	142	84.52
Indice moyen des 9 cas féminins.			86.39

RÉCAPITULATION

Indice moyen des 17 hommes	82.42
— — des 9 femmes.	86.89
— — des 26 cas normaux..	83.89
Indice moyen modifié par le numéro 391.	83,41

Tout concourt donc à prouver que le crâne 391 présente bien une dolichocéphalie anormale par synostose prématurée de la suture sagittale.

Nous avons dit plus haut que le même processus pathologique pouvait donner lieu simplement à la mésaticéphalie anormale d'un crâne primitivement brachycéphale si l'accroissement du volume de l'encéphale était minime postérieurement à la synostose. Tel peut être le cas d'un autre crâne que nous avons également rencontré dans la collection du Muséum de Lyon avec les indications suivantes :

N° 287. B...., trente-trois ans, journalier, originaire de la Haute-Savoie, mort par tuberculose pulmonaire.

La suture sagittale de ce crâne a complètement disparu comme celle du précédent. La suture coronale, sinueuse jusqu'au bregma, n'a subi qu'un commencement de soudure, mais la lambdoïde est presque complètement fermée. Les autres sutures sont libres. Les régions temporale et préptérique sont renflées ainsi que la région frontale supérieure. Il y a de l'ostéoporose autour des sutures synostosées. On voit trois trous pariétaux très petits sur la ligne médiane à la région de l'obélion et un peu au-dessous. La mâchoire supérieure est très petite.

Diamètre antéro-postérieur maximum. .	184
— transverse maximum. . . .	142
Frontal minimum.	90
Indice céphalique.	77,17
— frontal (transv. max. = 100). .	63,38

Voici encore un crâne jeune dont la suture sagittale est effacée à un tel point que l'on doit considérer sa synostose comme très ancienne et très probablement prématurée. Sa forme peut donc être suspecte d'altération bien qu'elle ne présente rien d'extraordinaire, et un tel crâne doit encore être éliminé d'une série normale parce qu'il est possible que sa mésaticéphalie, son renflement frontal et d'autres caractères encore soient dus à la synostose prématurée de sa suture sagittale.

Cette synostose prématurée, nous la reconnaissons assez facilement sur des crânes jeunes, mais il n'est pas inutile de faire observer que nous ne pouvons la reconnaître sur des crânes de vieillards ou même sur des crânes de sujets ayant atteint la quarantaine. Alors, en effet, une suture peut être complètement synostosée sans que sa synostose ait été prématurée. Une synostose qui se produit vers trente ans, âge auquel le volume du cerveau a certainement atteint son maximum, est une synostose *précoce*, mais elle n'est pas *prématurée*, car elle ne gêne en rien le développement normal du crâne ou de l'encéphale. De plus, si un crâne d'un âge avancé a réellement subi autrefois une synostose prématurée, il n'est guère possible de s'en apercevoir si d'autres sutures se sont formées depuis dix, vingt ou trente ans.

Nous tenons à insister sur ce point, car il a une assez grande importance craniologique : c'est un de ces faits nombreux qui doivent rendre suspectes les conclusions et les théories basées simplement sur des cas particuliers. Voici le crâne d'un homme de trente ans qui est l'unique dolichocéphale d'une série ethnique ; il n'en faudrait pas davantage à certains ethnologues pour étaler aussitôt toute leur érudition, et pour imaginer au besoin des migrations, des invasions par terre ou par mer, des continents disparus, des races éteintes, etc., etc. Si le crâne en cause présente une synostose sagittale complète, adieu le roman ! Mais si le porteur de ce crâne, au lieu de mourir à trente ans, fût mort sexagénaire ? cela n'empêcherait pas sa synostose sagittale de s'être produite prématurément, mais cela nous empêcherait de le savoir, et cela permettrait aux fantaisies ethnogéniques de faire leur chemin. Il faut donc être toujours en garde contre les théories ethnologiques fondées sur un ou deux cas isolés, et savoir que certaines particularités morphologiques peuvent être le fait de particularités de développement plus ou moins normales, absolument étrangères aux influences ethniques. Les synostoses prématurées sont une de ces particularités de développement qui dans certains cas peuvent en imposer au craniologiste le plus exercé, lorsqu'il s'agit de crânes adultes. Mais lorsqu'il s'agit de crânes jeunes, les erreurs de ce genre peuvent être facilement évitées.

Tout crâne non brachicéphale provenant d'un enfant ou d'un jeune sujet et présentant une synostose sagittale complète doit être rangé dans la catégorie des crânes anormalement allongés. On devra considérer aussi comme suspects d'allongement anormal, et par conséquent de déformation, les crânes d'adultes et non brachicéphales sur lesquels il ne reste aucune trace de la suture sagittale. Alors, en effet, la synostose de cette suture a dû être, sinon prématurée, au moins extrêmement précoce, car les sutures qui se sont fermées seulement à l'âge adulte, même depuis longtemps, sont encore marquées par un sillon plus ou moins apparent ; on peut reconnaître leur trajet, ce qui n'a point lieu lorsque la synostose s'est produite avant l'achèvement de la croissance du crâne.

Nous avons trouvé, dans les musées de Paris, un certain nombre d'autres crânes appartenant à la catégorie dont nous venons de parler et qui ont pu passer pour des crânes à forme normale malgré la présence d'une synostose sagittale prématurée. Ces crânes nous paraissent mériter chacun une étude spéciale.

Musée Broca. — 1° Crâne sans numéro, provenant des catacombes (musée Broca).

Adulte jeune. Synostose sagittale prématurée. Pas d'autre déformation apparente qu'une légère ensellure post-coronale. Cette ensellure constitue pour M. Topinard [1] le premier degré de la scaphocéphalie, et il l'explique « par un développement exagéré de l'écaille frontale dont la partie postérieure s'élèverait au-dessus du niveau des os pariétaux, immobilisés dans leurs rapports réciproques par la synostose sagittale.

Ce n'est point là une explication satisfaisante. D'une part, en effet, le chevauchement du frontal n'a point lieu dans les cas de scaphocéphalie les plus accentués où l'immobilisation des pariétaux a été portée au plus haut degré ainsi que l'accroissement frontal compensateur. D'autre part, il ne s'agit pas d'une ensellure siégeant au niveau de la suture coronale, mais bien d'une ensellure entièrement pariétale comme le dit M. Topinard lui-même. Il ne s'agit pas d'un véritable chevau-

[1] *Élém. d'anthropologie générale*, p. 730.

chement du frontal mais d'une dépression uniquement pariétale, et *non tangente* à la suture coronale.

Pour revenir à notre cas, il se peut que l'ensellure du crâne dont il s'agit soit un effet de la synostose sagittale, mais son mécanisme nous échappe. Quoi qu'il en soit, ce crâne présente un indice céphalique de 72,9, indice déjà très rare chez les Parisiens (22 sur 100). On peut supposer que ce cas de dolichocéphalie est anormal, et il ne doit point figurer dans une série normale.

2° Crâne parisien. Série de la Morgue, n° 5 (Broca). Ce crâne est particulièrement intéressant. Il ne présente pas la moindre trace de la suture sagittale, ni des sutures coronale et ptérique. Les autres sutures, au contraire, sont libres.

La forme générale singulière s'explique très bien par ces synostoses prématurées.

Le crâne est haut, à vertex très régulièrement arrondi. Mais toute la partie supérieure de la voûte est étroite relativement aux parties inférieures et latérales. En outre, l'occipital est fortement projeté en arrière, c'est-à-dire que le cerveau a refoulé les parois crâniennes partout où cela était possible. Enfin, la face, poursuivant son développement normal, a atteint une largeur que l'on peut appeler brachycéphalique (*diamètre bizygomatique* = 137) et qui forme un contraste étrange avec l'étroitesse du crâne (*trans. max.* = 131) et celle du front (*frontal min.* = 90). L'indice céphalique = 70,4, chiffre que l'on ne rencontre que huit fois sur mille Parisiens. Voilà un cas qui aurait dû être éliminé de la série dont il fait partie, car presque tous les chiffres qu'il a fournis étaient viciés par le fait des synostoses prématurées qu'il présente. Il a été noté seulement pour l'aplatissement des condyles occipitaux.

3° Crâne d'un jeune homme de vingt-trois ans (Charente), synostose sagittale prématurée. Pas de déformation apparente. Mais l'indice céphalique = 68,3. (*D. a.-p. max* = 196. *Trans. max.* = 134.) Il y a donc tout lieu de croire qu'il s'agit là d'une dolichocéphalie anormale, bien que très régulière en apparence.

Jusqu'ici, nous n'avons trouvé aucun crâne français atteint de synostose sagittale prématurée qui ne présente tout au moins une dolicocéphalie exceptionnelle, à défaut de scaphocéphalie ou de sub-scaphocéphalie. Il est intéressant de savoir s'il en est de même dans les races sauvages.

Un nègre du Darfour (musée Broca), nous a présenté un indice céphalique de 67,0, l'indice moyen de dix-huit nègres du Darfour étant 74. Bien que cette différence puisse être rencontrée en l'absence de synostose sagittale, elle est assez considérable pour qu'on puisse l'attribuer en partie à cette synostose. On doit du moins avoir des doutes sur sa régularité (*D. a.-p. max.* = 188. *Tr. max.* = 126).

Un crâne féminin Botocudo présente également une synostose sagittale prématurée sans déformation apparente. Son indice céphalique = 72,6 (*D. a.-p. max.* = 179. *Trans. max.* = 130), l'indice céphalique moyen de vingt-quatre Botocudos étant 74,2. Ici la différence étant très faible, on peut douter qu'elle soit due à la synostose et se demander si, en vertu d'un achèvement plus précoce de la croissance de l'encéphale dans les races sauvages, la synostose prématurée de la suture sagittale ne pourrait pas rester sans influence sur la forme du crâne, contrairement à ce qui a lieu chez nous. Nous savons en effet que la croissance des os du crâne se prolonge jusqu'à l'âge adulte, ainsi que le démontrent les variations de l'indice cranio-cérébral et que le poids du crâne continue à augmenter alors que le poids moyen de l'encéphale a atteint son maximum. Il s'ensuit qu'une synostose sagittale peut se produire de très bonne heure par rapport au développement crânien, de façon à ne plus laisser aucune trace à l'âge adulte sans avoir été cependant prématurée par rapport au développement encéphalique, si celui-ci s'est arrêté longtemps avant l'achèvement de la croissance des os du crâne. Et comme on a des raisons de croire que l'encéphale croît pendant moins longtemps dans les races inférieures que chez nous, on peut croire qu'une synostose qui serait prématurée pour un crâne européen peut n'être que précoce pour un crâne de Botocudo.

Cette vue se trouve confirmée par ce fait, que nous n'avons pas trouvé un seul crâne français dont la synostose sagittale prématurée ne soit accompagnée au moins d'une dolichocéphalie extraordinaire, tandis que plusieurs crânes provenant de races sauvages nous ont présenté la même synostose avec les caractères bien tranchés de la prématuration, sans présenter un indice céphalique plus élevé que la moyenne ethnique. Tels sont :

Un crâne de jeune Kanake (Muséum) avec un indice céphalique de 75,3.

Un crâne des îles Marquises (Muséum, n° 554).

Un crâne de Maori (Muséum, n° 5339).

Un autre crâne de Maori (n° 5369).

Un crâne des îles Wallis (n° 6114).

Un crâne péruvien (n° 5055), mais déformé artificiellement.

Un crâne Soulou (n° 7803).

Mais plusieurs autres crânes du Muséum nous ont présenté une déformation subscaphocéphalique plus ou moins accusée. Ce sont :

Le n° 3597 (Hottentot). Indice céphalique = 68,6.

Le n° 1549 (Hottentot). Indice céphalique = 68,5.

Le n° 7327 (Égyptien). Indice céphalique = 67,5.

Le n° 2728 (Taïtien). Indice céphalique = 72,5.

Nous ne comptons pas un crâne d'Aymara dont la très forte déformation artificielle empêche de reconnaître quelle a pu être l'influence de sa synostose sagittale prématurée.

Le crâne d'une femme arabe (n° 234) présente une forme singulière qui semble être due à la synostose sagittale prématurée. Son indice céphalique, = 71,4, n'est peut être pas exagéré, mais la voûte crânienne tout entière est arrondie d'une façon si régulière dans tous les sens qu'elle semble avoir été moulée. Nous pensons qu'il s'agit là d'un cas de subscaphocéphalie véritable et que l'arrondissement des formes est dû à un accroissement osseux interstitiel provoqué par l'accroissement terminal du cerveau.

En résumé nous avons trouvé parmi les crânes européens un certain nombre de crânes dont la synostose sagittale prématurée n'a point produit de déformation scaphocéphalique, mais tous ces crânes présentaient une dolichocéphalie tout à fait exceptionnelle et fortement suspecte d'être liée avec la synostose sagittale. D'où l'indication d'écarter des séries normales tout crâne non brachycéphale dont la synostose sagittale présente les caractères de la prématuration : aucune trace de cette suture dans toute son étendue ni du sillon qui la remplace lorsque sa synostose a eu lieu postérieurement à l'achèvement de la croissance du crâne.

Cette indication ne semblerait pas être si impérieuse pour les crânes des races sauvages, d'après les résultats exposés ci-dessus ; et ce fait paraît indiquer que l'accroissement de l'encéphale est terminé plus tôt dans ces races que chez nous, puisque souvent une synostose sagittale présentant les caractères de la prématuration ne s'accompagne même pas d'une diminution de l'indice céphalique. Il suffit alors d'éliminer des séries normales les crânes dont la synostose sagittale prématurée n'est pas accompagnée d'un indice céphalique inférieur à la moyenne ethnique.

LYON. — IMPRIMERIE PITRAT AINÉ, RUE GENTIL, 4.

www.ingramcontent.com/pod-product-compliance
Ingram Content Group UK Ltd.
Pitfield, Milton Keynes, MK11 3LW, UK
UKHW020408250726
13967UKWH00006B/2526